LA CONSTIPATION

(GASTRO-ENTÉRITE CHRONIQUE)

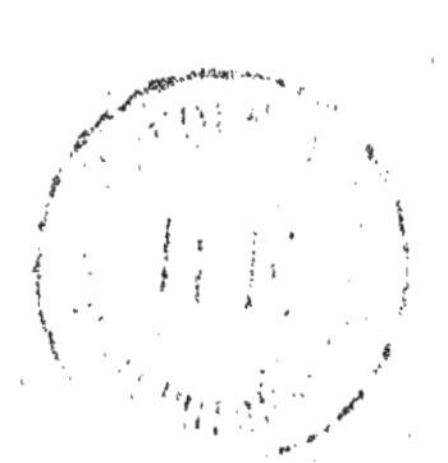

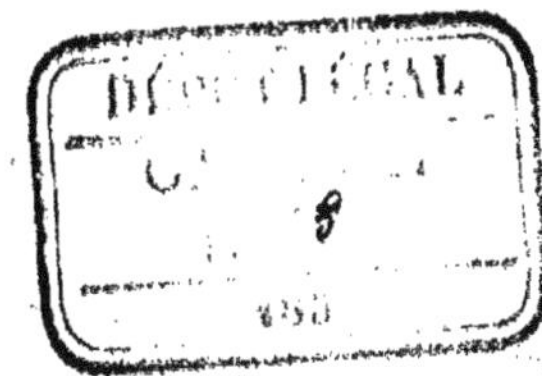

E. DETOIS

Ancien élève de l'École Polytechnique

0 fr. 65

« ÊTRE UTILE »

1907
...IOUX, ÉDITEUR A AURILLAC, RUE MARCHANDE

LA CONSTIPATION

(GASTRO-ENTÉRITE CHRONIQUE)

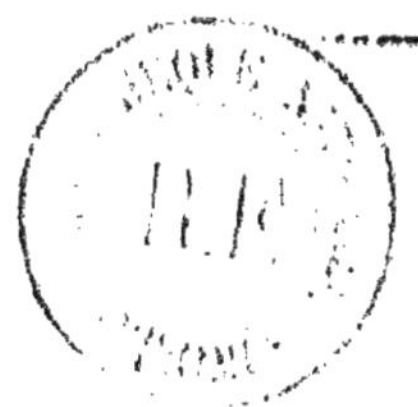

E. DETOIS

Ancien élève de l'École Polytechnique

0 fr. 65

« ÊTRE UTILE »

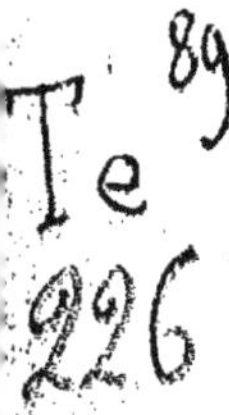

1907
ROUX, ÉDITEUR A AURILLAC, RUE MARCHANDE

LA CONSTIPATION

GÉNÉRALITÉS

CAUSES. — La constipation, c'est la révolte passive du tube digestif contre des erreurs et fautes d'hygiène graves ou répétées.

Les causes principales en sont :

— Abus des échauffants et des excitants internes : sucre et sucreries, café, thé, maté, chocolat, kola, bouillons gras, conserves et salaisons, épices, acidulés, fromages forts, bières, vins, alcools, liqueurs, apéritifs, médicaments, pastilles, sirops, tisanes, etc. ;

— Suralimentation carnée : viandes, œufs, poissons, crustacés, etc. ;

— Boissons aqueuses trop abondantes (sauf à jeun), ou gavage de végétaux aqueux ou acides et de verdures, ou abus de lait ;

— Excès de quantités de nourriture et aussi repas trop fréquents (surcharge digestive) ; manie des laitages épais, bouillies, etc., des fromages, des corps gras, fruits huileux, etc (atonie) ;

— Surmenage en général : physique, intellectuel, moral, alimentaire, hydrothérapique.

— Insuffisance de liquides dans l'économie : neurasthénie, oubli de boire, suées considérables, périodes de vents violents, etc. ;

— Atonie primordiale, lymphatisme originel.

CLASSIFICATION. — D'autre part, au point de vue de l'ordre ou de la nature des phénomènes dont elle dérive ou qu'elle provoque, on pourrait (à la rigueur) distinguer :

Roux, éditeur, à Aurillac (0 fr. 65).

1° *La constipation spasmodique ou infectieuse* (régime épicurien et surexcitant) : la muqueuse gastro-intestinale, perpétuellement enflammée et comme ulcérée, est dans une sorte d'état variqueux et hémorroïdal (colite muco-membraneuse) ; les selles sont ovillées, glaireuses, en chapelets, tourmentées (1), — avec débâcles fréquentes et corde colique (intestin bouclé ou noué), obstruction cœcale, points de côté fixes, velléités d'appendicite ; dépôts rouges dans les urines ; appétit dépravé et vorace, soif permanente, désir de gras, de sucre ou de vin, et de viandes ; aversion pour les mets épais (laitages notamment et parfois les fruits huileux), crainte des végétaux verts et recherche des condiments ; frissons à fleur de peau, oppression, dyspnée, impressionnabilité ; allure paresseuse (tendance à s'asseoir), affection pour les routes horizontales et ombragées ; extrémités d'une sensibilité parfois douloureuse, cors, pieds facilement glacés ou brûlants, et manifestations goutteuses ; besoin de se couvrir, prédisposition aux angines, à l'influenza et aux fièvres malignes, bouffées de chaleur malsaine, étouffements et syncopes, etc. ;

2° *La constipation nerveuse ou par échauffement simple* (affaissement nerveux, abus de sucre et d'excitants, hyperacidité gastrique, suites d'un surmenage quelconque, émotions subites et vives, insuffisance d'eau) : l'organe digestif, véritable sensitive, a des phases de suractivité ou au contraire d'épuisement, il s'y produit inopinément des torsions, des étranglements ou rétrécissements, des occlusions (iliaque ou cœcale) (2) ; — sorte d'état rhumatismal ; les selles sont ovillées ou étirées et laminées, avec forte météorisation et accès de somnolence et de refroidissement général (auto-intoxication) ; tendance à la congestion et aux maux de tête, au saignement de nez et aux hémorragies, au torticolis et aux douleurs rhumatismales, aux névralgies et maux de dents, aux coliques ; peau parcheminée,

(1) Le végétarisme exagéré peut donner un faciès vaguement analogue ; mais les matières sont plus molles et un peu liquides (relâchement) ; elles sont plus claires ; enfin on éprouve une certaine résistance atonique pour les selles. Avec un peu d'attention, la confusion n'est pas possible.

(2) Et souvent duodénale et ombilicale.

Roux, éditeur, à Aurillac (o fr. 65).

langue gercée (pépie); toux sèche (mais non infectieuse), pieds souvent froids, nez humide, nasillement ou enchifrènement; désir de verdures et crudités et de gras, crainte des produits excitants et des viandes et œufs, inappétence pour les amylacés, répulsion pour les plats farineux épais et en particulier pour le riz, l'avoine et les bouillies, circonspection pour les noix et autres fruits huileux; désir de boire, mais souvent impossibilité d'y satisfaire avec de l'eau pure (trop « crue » à l'estomac); allure agitée, sautillante; tics; obsession, amnésie;

3° *La constipation atonique ou sénile* (anémie, vieillesse ou décrépitude, abus de matières grasses ou de laitages et de fruits huileux, excès de quantités d'aliments solides ou liquides, régime général débilitant) : le tube digestif est inerte, ses tissus sont relâchés et la motilité en est affaiblie, il s'y produit tantôt des engorgements, tantôt un vide excessif (après des lavements, par exemple); — sorte d'état muqueux, catarrheux; selles tantôt volumineuses et fermes, ou au contraire filiformes et molles; travail cérébral pénible, excès de calorique aux jambes et au bassin, — quelquefois pieds froids (atonie stomacale); tête lourde, somnolence habituelle, état frileux permanent; convenance des mets chauds, besoin de végétaux verts et de crudités mais aussi quelquefois d'énergétiques (sucre); tendance à se bourrer; allure calme et répugnance pour les longues marches. Se méfier particulièrement des fromages quels qu'ils soient, macaronis, fromages à la crême, etc., un peu des fruits huileux eux-mêmes (noix, amandes, noisettes, arachides, etc.), et aussi (un peu) des corps gras; un soupçon de viande ou de poisson, — ou des œufs, seront parfois utiles.

P.-S. — La constipation sénile proprement dite, qni résulte surtout de la disparition des forces musculaires et n'est à proprement parler qu'un ralentissement de l'activité vitale, peut revêtir l'un des trois faciès ci-dessus. Au surplus il est évident que cette classification est plutôt théorique, et qu'en fait les trois formes de constipation sont loin d'être aussi tranchées, outre qu'elles passent facilement de l'une à l'autre (avec mé-

Roux, éditeur, à Aurillac (0 fr. 65).

langes) chez le même individu, suivant les conditions où il se trouve momentanément ; enfin les symptômes généraux sus-décrits sont presque toujours accompagnés et souvent masqués par d'autres causes telles que : état congestif, intoxication ou fièvre, irritation du plexus solaire et névrose ou état fébrile, flatulence et stase, etc.

IL FAUT DU TEMPS. — Rien ne porte à la constipation comme le régime dit « anglais » et aussi les five o'clock. — Sans doute ce plantureux système facilite d'abord les selles (en chassant trop tôt et de vive force le bol alimentaire), mais il ne tarde pas à échauffer et à énerver, et en même temps il épaissit le sang ; d'où gastro-entérite, état général variqueux et hémorroïdal, écoulements et pertes de tout genre (par en haut ou par en bas), sclérose et tendances cardiaques ou apoplectiques, accès névropathiques ou symptômes d'anémie, etc.

En outre (et c'est peut-être la cause la plus grave), les aliments des classes bourgeoises (que les campagnards se mettent maintenant à adopter par vanité) ont le *défaut capital* de ne pas laisser de résidus : œufs, viandes, *pain blanc*, pâtes (semoules, vermicelles, nouilles, etc.) et aliments décortiqués divers, sont assimilables en totalité. L'intestin ayant ainsi, *tous les jours*, un travail insuffisant, devient paresseux ; puis il s'atrophie. *Ces aliments tuent le péristaltisme et les facultés normales de sécrétion.* — Les lavements continuels, les laxatifs encore plus, ne peuvent qu'aggraver beaucoup cette situation (voir plus loin).

Qu'on se mette un peu au vert, si possible ; — qu'on modifie son régime et surtout qu'on adopte un meilleur pain ; qu'on se modère de toute façon ; qu'on boive de l'eau entre les repas et qu'on fasse un peu d'hydrothérapie graduée (suivant les règles « Pour rester Jeune ») ; — et bientôt les malaises habituels s'atténueront (ou même disparaîtront s'ils n'ont été que passagers) : jambes coupées, pieds froids et mauvaises digestions, craintes continuelles de congestion, essoufflement et dyspnée, sueurs et frissons, impressionnabilité et hydrophobie, hémorragies, engelures, migraines et maux de tête, coliques et menaces de hernie, rhumatismes, vue et ouïe faibles, obsession et hypocondrie, défaillances et éblouissements ou vertiges, voire même diabète et albuminurie, etc.

Toutefois pour la cure complète de la constipation *chronique*, il faut du temps. — La plupart des malades se lamentent et se désespèrent au bout de 3 à 4 jours à peine d'essais maladroits et infructueux ; c'est un tort. Suppose-t-on qu'on puisse en un clin d'œil guérir — ou même atténuer d'une façon appréciable, une infirmité qui résulte parfois de 20, 30, 40 ans de mauvais traitements ? Et d'autre part il *faut apprendre à se soigner* ; il y a là toute une étude à faire pour l'esprit en même temps qu'une sorte de gymnastique d'entraînement pour le corps ; cela ne se réalise pas du jour au lendemain et nécessite bien des tâtonnements et une inlassable patience. Rien que pour changer peu à peu de régime, pour s'habituer à mâcher, pour savoir boire de l'eau en quantité suffisante et aussi savoir choisir les moments opportuns, pour réduire graduellement les doses alimentaires, etc., il faut un très long apprentissage, d'autant plus long que ce genre d'exercice est absolument nouveau et nécessite presque toujours une franche rupture avec les habitudes anciennes ; ajoutons que le corps lui-même a impérieusement besoin d'un certain délai pour modifier ses accoutumances, à partir d'un certain âge surtout.

Ainsi, la persévérance et la méthode sont absolument nécessaires pour combattre l'état chronique. C'est ce qui fait la grande difficulté du traitement.

En général, lorsque le tube digestif a été chauffé à blanc pendant des années et des années, il est rare que le système nerveux lui-même ne soit pas profondément affaibli par le surmenage, et le sang vicié, les tissus usés, etc. ; de telle sorte qu'un renouvellement complet de l'être s'impose : il faut soigner tout l'organisme à la fois.

Au surplus le tube digestif fût-il seul en cause, il n'en faudrait pas moins du temps, — beaucoup de temps pour sa guérison, à cause de son état inflammatoire ; il s'agit en effet de soigner une plaie ancienne, une vaste plaie interne (c'est-à-dire cachée) et placée en outre dans des conditions très défavorables, puisqu'elle est perpétuellement irritée par les fonctions digestives en même temps que blessée par le contact incessant de matières dures ou malpropres. C'est l'intestin qui est le plus malade, habituellement ; mais l'estomac lui aussi, est toujours atteint et a besoin de ménagements.

Puis, des masses de gaz se cantonnent le long des intestins (grêle et colon), vers la région cœcale surtout ; et de là ils voyagent indéfiniment dans un sens ou dans l'autre sans trouver d'issue, jetant une perturbatiou complète dans le courant normal des matières fécales ; on sait le trouble profond qu'apporte, dans une conduite d'eau, l'introduction de « poches d'air » : ici, c'est bien pis.

Il est à remarquer qu'un grand nombre de surchauffés de l'intestin prétendent qu'ils n'ont pas de constipation, qu'ils fonctionnent régulièrement, etc. C'est une illusion. En laissant de côté ceux qui emploient journellement des laxatifs (cascarine, rhubarbe, seigle, pruneaux, lactomanie, etc.), la plupart n'ont que des *selles spasmodiques* obtenues par des moyens artificiels et surexcitants (chocolat, café au lait, café noir, thé, etc.) qui, par un phénomène convulsif, expulsent sous forme de « chasses » diarrhéiques le contenu du colon. Ce ne sont pas là des selles normales, qu'on ne s'y trompe pas. En fait, tous les entéritiques sont plus ou moins des constipés ; et la dureté des excreta n'est ici qu'un indice très relatif. — La meilleure preuve d'une constipation opiniâtre réside non pas dans l'aspect des fœces, mais plutôt dans la constatation des troubles généraux consécutifs déjà mentionnés en partie plus haut (besoin instinctif d'exercice mais amollissement général, apathie ou surexcitation, boulimie, moiteurs et manque de souffle, gaz et étourdissements, ténesmes, aigreurs et renvois, pertes, tête lourde et somnolences, irritabilité ou scrupules et lunatisme, augmentation de sensibilité de toute façon — physique et morale, locale ou d'ensemble, — dessèchement cutané et hydrophobie, besoin de rafraîchissement mais appréhension des courants d'air, fièvres chroniques, endolorissement, soif mais crainte de l'eau pure laquelle pèse sur l'estomac, nasillement ou enrouement

Roux, éditeur, à Aurillac (0 fr. 65).

perpétuels, nez humide ou yeux larmoyants, penchant pour la tiédeur de la température — eau, air, — mais souci de se garantir contre le grand soleil, — ombrelles, etc., etc.) ; tous ceux qui y sont couramment sujets, sont (ne leur en déplaise) des encombrés habituels de l'intestin.

TRAITEMENT MÉTHODIQUE DE LA CONSTIPATION

Comment traiter la maladie ?

Dangers des purgatifs et des laxatifs. — On a employé à cet effet toute une série d'agents désinfectants, et l'antisepsie intestinale fut un moment dans le monde médical, l'objet d'un véritable engouement ; quoiqu'elle soit encore en faveur auprès de certains médecins on en est un peu revenu, ayant assez vite reconnu que ces prétendus antiseptiques ne désinfectaient pas grand' chose et ne faisaient guère qu'engorgorger l'intestin, au grand préjudice de son fonctionnement normal. La meilleure manière de pratiquer ce nettoyage général serait encore l'usage des purgatifs ; on opère par ce moyen dans le conduit intestinal, le balayage des résidus qui l'obstruent. C'est le mode préféré des (innombrables) impatients ; mais il ne constitue en somme qu'un piètre moyen, ne s'adressant qu'à l'effet de l'infirmité et non à la cause même, simple palliatif inefficace ou plutôt dangereux, arme à double tranchant à laquelle on s'habitue trop facilement, dont on ne peut plus se passer, et qui finale- irrite ou débilite l'organe auquel il s'adresse directement — et le corps tout entier par répercussion (voir ci-après, *lavements*).

Sauf exception, donc, *les purgatifs ne valent rien*, *les laxatifs encore moins* (à cause de l'assiduité). Même conclusion *a fortiori*, pour les terribles *vomitifs*. — Selon nous, lorsqu'on se croit néanmoins tenu de recourir à des expédients mécaniques (et il le faut quelquefois dans des cas d'urgence), on doit se demander tout d'abord s'il ne conviendrait pas de préférer les lavements.

Roux, éditeur, à Aurillac (0 fr. 65).

Avantages et inconvénients des lavements. — Les *lavements* sont des opérations relativements anodines, et d'un usage presque courant dans la succession des âges de l'humanité ; c'est en somme un mode d'absorption d'eau à rebours qui a bien ses avantages (lénitifs) pour les névropathes, en même temps qu'une sorte de toilette souvent utile. Donc, passons... et admettons-les à la rigueur. Ils ont du moins sur les purgatifs et vomitifs, de nombreux avantages : ils n'ébranlent pas le système nerveux et délassent plutôt, et ils n'enrayent pas l'appétit, au contraire ; ils ne mettent pas à contribution (sans nécessité) l'estomac, qui souvent ne demande que la paix ; ils sont simples, expéditifs, peu désagréables, ils soulagent immédiatement ; ils n'échauffent pas et ne constipent pas ; on peut les réitérer sans grand inconvénient, au besoin ; enfin ils réalisent la complète antisepsie intestinale.

On peut même en cas d'urgence, recourir à de très grands lavements (2 litres au moins) assez chauds (37°).

Toutefois il ne faut rien exagérer, ni comme fréquence ou assiduité, ni comme volume.

L'obsession de la « *bonne selle quotidienne* », est une mauvaise conseillère : les jours se suivent et ne se ressemblent pas ! Si une selle est insignifiante ou nulle, disons-nous que la suivante sera probablement plus satisfaisante ; et voilà tout. La nature fait bien les choses, pourvu qu'on observe les règles d'une bonne hygiène ; laissons-nous guider un peu par ses instincts en la circonstance, cela suffit : l'amélioration de santé à laquelle on aspire viendra ainsi d'elle-même, insensiblement ; et il est même bon de *ne pas s'en préoccuper autrement.*

Sans doute, il est prudent de se présenter tous les jours à la garde-robe, régulièrement et autant que possible à heure fixe (avant-souper ou avant-dormir, par exemple) (1) ; mais si l'on n'est pas disposé, il ne faut pas insister et encore moins

(1) Les selles *spontanées* ont lieu très souvent aussitôt après le repas de midi, s'il est assez abondant comme farineux. Pour les sucromanes, caféomanes, etc., c'est plutôt dans la matinée. — La quiétude, un peu de tabac, etc., y prédisposent ; au contraire la préoccupation, la hâte, la suractivité, enrayent l'abdomen.

Roux, éditeur, à Aurillac (o fr. 65).

violenter l'organe, surtout s'il a déjà repris quelque vitalité : lorsque le besoin de défécation sera manifeste mais pénible, qu'on vienne en aide à l'intestin par un petit lavement, très bien ; mais dans le cas contraire, il vaudra mieux s'abstenir de toute intervention et y aller « au petit bonheur ».

Le constipé chronique aura toujours présente à l'esprit cette règle de conduite, dont il ne devrait jamais se départir : « *En principe, on ne devrait guère être autorisé à manger — ou à dormir, ou à prendre un bain froid (ou même chaud) ou un lavement, — que lorsqu'on a pu boire volontiers suffisamment d'eau pure au préalable et que (surtout) l'urine est redevenue tout à fait incolore. Il faudrait en outre avoir l'haleine pure, la bouche nette et les pieds chauds.* »

Lorsque ces conditions ne sont pas remplies, — ou même si l'on ne ressent nul besoin de se soulager, — un lavement sera rarement opportun. *Evitons la manie du clystère.*

Le vide intestinal excessif et continuel résultant de selles trop copieuses provoquées artificiellement (laxatifs, lavements), a de grands inconvénients à la longue : météorisation et énervement ; indifférence, puis atonie de l'intestin, lequel devient à la fin spasmodique et impuissant et ne peut plus être débarrassé que mécaniquement... ; puis cette vacuité permanente et considérable engendre *la voracité*, qui est la pierre d'achoppement du dyspeptique ; finalement surviennent la mauvaise nutrition habituelle, l'affaiblissement général, l'insomnie, la neurasthénie ou l'anémie et autres maladies de décadence.

* * *

Technique des lavements.

Ces mille petits détails feront peut-être sourire maint lecteur ? Ils n'en sont pas moins très importants.

Les lavements seront d'abord réguliers, quotidiens et assez forts (1 l. à 3/4 l.) ; mais peu à peu on les réduira à 1/2 l. et on essaiera de les espacer ; enfin on en viendra aux tout petits lavements de 1 verre seulement, et très intermittents. Ceci, bien entendu, sous réserve des rechutes ou crises nouvelles qui nécessiteraient le retour un instant aux grands moyens d'antan. — On doit se servir de la douche d'Esmach ;

Roux, éditeur, à Aurillac (0 fr. 65).

eau pure plus ou moins tiède (à la convenance du moment); pression de 1m50 si l'on sait la graduer (en pinçant le tuyau à la main), — sinon pression faible (0m60). On se place dans la position horizontale (couché à terre), avec le siège un peu relevé (par un coussin); on s'incline sur le côté droit. Être bien couvert, sur le ventre notamment. Canule forte et souple, à bout arrondi, de 0m35 de long (d'habitude on ne l'enfoncera que de 0,14 à 0,15, de façon à traverser l'ampoule rectale et à atteindre l's iliaque mais sans le dépasser); vaseliner soigneusement la tête de canule.

Les petits et moyens lavements ordinaires seront plutôt brefs, — et de plus en plus (à mesure que l'intestin renaîtra).

On rendra le lavement sans trop tarder, mais sans précipitation cependant; ne pas s'éterniser non plus sur le vase (un seau à toilette sera préférable, en raison de sa hauteur); les personnes débiles prendront appui sous chaque coude (au moyen d'une chaise, d'une table, etc.).

Quant à la toilette finale, elle aura lieu au lavabo, avec des tampons de papier fin *bien mouillé*. L'eau abondante (et pas trop froide) est ici indispensable.

Mais encore une fois, tous ces expédients, quoique fort commodes et même nécessaires au début du traitement, ne guérissent pas, soulagent tout au plus momentanément et sont pleins d'écueils à venir; aussi doit-on tendre à s'en affranchir au plus tôt.

Ce qu'il faut, c'est la *guérison durable*; or celle-ci ne peut être obtenue que par tout un ensemble de mesures rationnelles, constituant un régime méthodique dont *l'eau et le pain* sont la base.

HYDROTHÉRAPIE. — *Le seul vrai « remède » de la constipation est l'eau pure, en applications internes et externes ensemble.* — C'est même un mode infaillible non seulement pour le soulagement momentané, mais aussi — nous en avons maintenant la persuasion, pour la cure complète de la gastro-entérite invétérée; *l'essentiel est de bien opérer.*

Roux, éditeur, à Aurillac (0 fr. 65).

Les *boissons aqueuses* abondantes et prises à propos, plus ou moins chaudes ou fraîches suivant les dispositions (brûlantes en cas d'atonie ou d'intoxication marquées), ont des effets multiples autant que merveilleux sur l'économie tout entière : elles précipitent irrésistiblement le départ des matières et des gaz et revivifient les muqueuses de la digestion ; elles retrempent l'organisme, donnent du calme, du ressort et de la souplesse, du ton et des poumons ; elles assainissent et détergent, nettoient et entretiennent tous les rouages essentiels, conjurent ou résolvent les tares ; elles activent enfin les combustions, réchauffent, facilitent les éliminations et échanges et par suite aident au renouvellement du corps.

L'eau externe, elle, corrobore l'action précédente et donne notamment la possibilité de boire autant qu'il est nécessaire.—

En quoi consiste au juste ce traitement général par l'eau (1) : c'est surtout le matin à jeun, dès le 1er réveil, qu'il est favorable ; alors on fera usage (si l'on peut) des *compresses* froides ou des *demi-maillots*, ou tout au moins on mouillera (partiellement) la chemise de nuit ; et l'on se couvrira suffisamment de manière à pouvoir plutôt suer un peu si l'on en a besoin ; comme boisson (au lit, pendant la toilette et même ensuite s'il le faut), on ira depuis 1/2 litre jusqu'à 1 litre d'eau et même parfois davantage, — tant que l'eau conviendra bien (2). Si le loisir fait défaut (car cela nécessite de 2 à 3 heures pour 1 litre et encore faut-il qu'on y soit très bien disposé), on fera en sorte de continuer une fois levé, jusqu'à « plus soif » ; et au besoin l'on emportera de l'eau chaude si l'on doit sortir et

(1) On fera bien de consulter *Pour rester Jeune* (1re et 2e parties), pour plus amples explications sur les détails opératoires qui n'auraient pu trouver place ici.

Roux, éditeur, à Aurillac (0 fr. 65).

(2) On a facilement l'intuition du moment psychologique désiré (mais qu'il faudrait bien se garder de brusquer), où l'intestin s'éveille et retrouve sa motilité, provoquant le départ en grand des matières : dès cet instant (mais seulement alors) il est enfin permis de songer vaguement à manger, et c'est aussi l'occasion (si l'on veut) d'une ravigotante application préalable « d'eau très vive ».

qu'on ne puisse s'en procurer en route. On ne mangera qu'après cette première et fondamentale cure d'eau interne ; éviter les exercices violents pendant qu'on l'accomplit, du moins au commencement et tant que l'intestin sommeillera.

Après la boisson, il est bon de s'administrer fréquemment un *tub* ou mieux un *bain froid* à 14-17° (pour obtenir ou retrouver le nerf nécessaire aux fonctions digestives), et souvent l'on boira encore un peu d'eau (très chaude) ensuite ; toutefois si l'on supprime le repas matinal, cette opération hydrothérapique (faite dans une pièce chauffée, l'hiver) serait si on la désire, renvoyée à plus tard (avant midi), et en attendant on ne ferait qu'une bonne lotion au lever.

Ce traitement sera complété : par de la boisson d'eau encore, entre les repas et aussi (un peu) avant de se coucher (1/2 à 2 grands verres chaque fois, sans cependant se contraindre) ; par le *dos frais* de temps à autre, dans la journée ; enfin au coucher par la *panacée hydrothérapique* (1), et au réveil par une *compresse dorsale* ou mieux *1/2 maillot*. — Bain chaud total, 1 à 2 fois par semaine (à jeun si possible).

Bien entendu, les absorptions d'eau iront en diminuant de volume au fur et à mesure que l'on ira mieux. Il ne faut pas abuser des bonnes choses.

Il faut cesser de boire 1/4 d'heure avant les repas.

ALIMENTATION. — Le problème s'éclaircit ; la partie principale en est traitée, en effet, et il ne reste plus maintenant qu'à

(1) Pour ces mouillages on commencera par des essais timides, augmentés progressivement (sans trop tarder ni hésiter) ; et au lit, les douillets pourront même, pour s'aguerrir, employer momentanément une petite pièce de laine qu'ils appliqueront par-dessus la chemise de nuit mouillée, pour mieux protéger la poitrine, le ventre et les flancs. — On se couvrira suffisamment la nuit, et aussi le jour lorsqu'on devra rester longtemps immobile. Au lit, surélever la tête ; et au réveil (si l'on ne se lève pas), glisser un tampon de toile (frais et sec) entre la tête et l'oreiller (ou encore un petit oreiller supplémentaire en balle d'avoine).

donner quelques indications complémentaires d'hygiène, évidentes *a priori* pour la plupart (1).

Pas de médicaments internes, d'aucune sorte ; pas même de pastilles, pâtes « pectorales », substances (ou eaux) salines ou sucrées, etc.

Comme alimentation générale on s'efforcera de se modérer, d'abord, tant que la période aiguë ne sera pas éteinte ; naturellement la suppression définitive du « Goûter » s'impose (sauf pour les enfants et les femmes enceintes ou nourrices). Soupers rigoureusement végétariens (pas même des œufs), et légers ; si l'on n'a pu boire assez dans l'après-midi, on se trouvera souvent bien de 3 à 5 tasses de bouillon *maigre* très chaud, avec ou sans lait, dégusté lentement avec une cuiller à café, en soufflant, et accompagné si l'on veut de pommes de terre, légumes, crême ou beurre, — ensuite plus ou moins de soupe et de pain (bien mâchés).

On fera un choix judicieux des substances (rafraîchissantes d'ordinaire, rarement échauffantes), d'après l'analyse sommaire (ci-dessus esquissée) des phénomènes observables sur les cas pathologiques en question.

Au début on réduira fortement et pour quelque temps les amylacés (pain et farineux) tant qu'ils seront durs à digérer (renvois, etc.), outre qu'ils collent à l'intestin s'ils sont blutés et dénués de son ; — on leur substituera des pommes de terre (au maigre), en abondance et 2 à 3 fois par jour (au lait, au beurre, sautées, frites, au lard même quelquefois, aux légumes, en robe de chambre, rôties au four, en purée, en boulettes, en salades, etc.) ; parfois des légumineuses (si elles conviennent bien), et quelquefois des pâtes (semoules, vermicelles, etc., en guise de viandes). Le *vrai pain complet pur froment (dit pain Favrichon)*, en nature ou en soupes maigres et épaisses (aux légumes), rendra d'éminents services ; il en sera de même des *farines intégrales*,

(1) S'inspirer des préceptes formulés (avec un grand luxe d'explications), dans *Pour rester Jeune*, 3e partie.

Roux, éditeur, à Aurillac (0 fr. 65).

(Favrichon), et notamment du *froment granulé* dont l'efficacité est décidément remarquable (1).

L'abus des pommes de terre (assez tentantes lorsqu'elles sont frites ou bien grasses) donnant des gaz, il y aura là une question de mesure, facile du reste à observer lorsqu'on est prévenu (fatigue gostrique).

A mesure qu'on ira mieux, on augmentera *progressivement* les doses de farineux, de façon à reconstituer peu à peu le *remplissage normal* de l'intestin.

Si l'on était coutumier des échauffants, on supprimera *totalement* (pour une durée indéterminée et dans tous les cas longue) le sucre et tous excitants ; l'accalmie revenue on utilisera de nouveau le sucre (fruits secs de préférence, ou lait sucré, tilleul), mais on n'en prendra qu'à bon escient et lorsqu'il sera *nécessaire*, et non plus machinalement tous les jours ni en quantités quelconques (2). Pas habituellement de potages gras (en principe), ni de jus ou de graisses de viandes (dans les légumes ou les soupes), etc.

On sera *toujours* extrêmement circonspect pour les aliments carnés (viandes, poissons et œufs), et l'on aura très souvent intérêt à les exclure totalement pendant plusieurs jours de suite, surtout au début du traitement ou lors des rechutes (le

---

(1) Ces farineux, — aliments de 1er ordre, — ont en outre sur les selles (sans être laxatifs c'est-à-dire débilitants) une action merveilleuse, tels du moins que les prépare M. Favrichon à St-Symphorien de Lay (Loire). Il faut pour les farines une *mouture parfaite* ; se méfier des contrefaçons qui peuvent être *dangereuses* pour des malades (notamment le grossier mélange de farine blutée et de son, dénommé « pain de son » ou « pain de santé »). — Le son agit de deux manières sur l'intestin : comme émollient et comme agent mécanique. Tout le monde connaît les bains de son, si précieux pour adoucir l'épiderme et enlever les inflammations ; mélangé au bol alimentaire, il a une action semblable sur l'estomac et plus particulièrement sur l'intestin. Comme agent mécanique, il divise les aliments, empêche qu'ils ne durcissent dans l'intestin, et favorise ainsi leur évacuation. De plus, il entretient par le léger frottement qu'il exerce, la propreté de la muqueuse intestinale, et il rend à l'intestin son élasticité.

(2) Rappelons que celui qui (sans être végétarien absolu) prend beaucoup de pain et de farineux, n'a pas droit à du sucre ; l'amateur de viande, a fortiori.

lait et les fruits huileux, quelques légumineuses au besoin (?), l'avoine (?), les champignons pendant la saison, les crêpes, quelques pâtes alimentaires, etc., les remplaceront aisément). Jamais d'œufs peu cuits ou crus. — Dans les cas graves, on adoptera même pendant une certaine période le régime *végétarien absolu permanent* (1).

Les fruits huileux seront tenus momentanément pour suspects (plus tard au contraire ils seront fort utiles) ; quant aux fromages (de toute sorte), la prudence conseille de les proscrire sans rémission ; se méfier aussi des mets tout au lait.

On donnera une large place au lait malté (sans toutefois dépasser une moyenne journalière *habituelle* de 1/2 litre si l'on n'est végétarien absolu permanent et si l'on absorbe normalement d'autre chose avec) (2), et aux crudités (fruits et salades) ; pour les légumes verts (haricots verts, choux, etc.), on fera souvent bien de n'en prendre *momentanément* que le bouillon si l'on sent que le végétal lui-même gêne la digestion, — mais les soupes aux bouillons de légumes seront d'un usage courant.

Le gras neutre sera généralement bien accueilli ou plutôt très désiré (s'il n'y a pas d'atonie gastrique), soit en nature (huile, beurre, crême), soit souvent sous forme de préparations (fritures, sauces, salades, soupes archi-compactes et bien beurrées, etc.) ; il offre une foule d'avantages : c'est un soutien calorifique des plus efficaces, il calme la boulimie et oblige à mâcher, il atténue la météorisation, apaise les muqueuses (une fois lavées) et contribue à leur guérison, etc.

Signalons à l'occasion, un excellent stomachique et antinévralgique : le café de malt. Et n'oublions pas la convenance des acidulés : tomates et oseille pendant l'été et aux change-

(1) Voir *Pour rester Jeune*, 3e partie.

Roux, éditeur, à Aurillac (0 fr. 65).

(2) On ne perdra pas de vue que dans la constipation, le lait banal (vulgaire masque gluant de ce que nous appellerons la *démangeaison stomacale*, c'est-à-dire un état inflammatoire non soigné), est parfois pernicieux, (empâtement de l'estomac et de l'intestin, flatulence, etc.). C'est une question de discernement ; le lait est tyrannique et perfide pour qui ne pratique point le lavage interne, avis donc aux lactomanes.

ments de saison, — et surtout les pommes et les fruits acidulo-sucrés en permanence et en tout temps, crus ou cuits (nature).

Mais dira-t-on, n'omettez-vous pas les traditionnels *pruneaux ?* Précisément non : sucre et laxatif à la fois, le pruneau quotidien est plutôt mauvais en l'espèce. Il ne s'agit plus en effet de continuer les errements d'antan et de traiter le corps comme une machine, de le bourrer d'une nourriture quelconque sauf à en chasser ensuite les résidus, de racler à vif et de récurer sans cesse comme une casserole le tube digestif au moyen d'artifices ; il faut au contraire lui laisser la paix ; il faut aussi lui faciliter son fonctionnement normal devenu pénible, et pour cela on s'efforcera de choisir des aliments sains, bien acceptés et que l'on ait par suite désir de garder en soi pour une assimilation aussi complète que possible ; cela s'appelle : *combiner un régime approprié aux réels besoins de l'organisme.* Dans ces conditions, les pruneaux ne conviendront que très rarement ; et même à cause de leur sucre trop concentré nous leur préférons les raisins, les pommes surtout et les fruits acidulo-sucrés de saison (voir plus haut), ou encore un peu d'oseille (1). Cependant on pourra lorsque le tube digestif sera revenu au calme, admettre de loin en loin, quelques belles prunes sèches le soir (ou cuites, sans sucre).

UNE OBJECTION. — Si l'on manque de temps. — si l'on est très occupé, en voyage, bousculé, etc., comment concilier toutes ces prescriptions (méticuleuses et contradictoires) pour le boire et le manger? Voici :

D'abord quelle que soit la précipitation, il est rare qu'avec un emploi judicieux du temps dès le réveil on ne puisse trouver le loisir de boire deux à trois grands verres si l'on a soif,

(1) C'est pour un motif analogue, que nous proscrivons aussi l'assiduité du seigle : le froment (non bluté) nourrit et donne de bonnes *selles normales*, tandis que *le seigle évacue* et épuise à la longue.

ce qui suffit à peu près pour bien des malades (en tout cas cela vaut mieux que rien).

En second lieu (et précisément dans ces conditions de hâte), le vrai constipé aura fréquemment intérêt à ne prendre que très peu de farineux le matin (il n'en mangera que mieux à midi) ; mais quelque chose de chaud est habituellement recommandable sinon de suite, du moins au cours du repas, surtout s'il fait froid ou si l'on a pris un tub ou un bain. Donc : souvent l'on préludera par un végétal (fruit cru, salade, pomme de terre chaude ou froide, etc.) ; puis viendra un mets bouillant (plus ou moins beurré) tel que petite soupe épaisse, ou pommes de terre sautées, bol de lait ou de malt avec (?) ou sans sucre, etc., suivant les goûts ; étant ainsi sommairement lesté, il suffira d'emporter en poche un complément : pain (beurré ou non), fruit, sucre au besoin (?), noix, etc., que l'on croquera (s'il y a lieu) au dehors. — On peut aussi ne se restaurer qu'en route, au passage en un hôtel convenu ; c'est même un bon moyen pour le travailleur ou le touriste, parce qu'en exercice (gradué) l'on peut boire copieusement avant de manger. Si l'on ne disposait pas de 3 bonnes heures devant soi, le meilleur serait même de ne rien prendre de solide avant midi ; mais si l'on tient néanmoins absolument à manger, un fruit fera l'affaire, avec une tasse de liquide chaud (bouillon de légumes, lait, malt) sucré (?) ou non, ainsi qu'un peu de crême ou de beurre. Mais ce qui importe le plus lorsqu'on est malade, c'est non pas de manger, mais bien de boire d'abord à satiété.

Quant aux copieux « repas de fruits » *de très bonne heure* (fruits crus, pommes de terre plus ou moins chaudes, crême ou beurre assez souvent, eau ou lait ou malt chauds si l'on veut, sans sucre ni pain), nous n'en sommes point partisan pour les dyspeptiques : cela peut donner des gaz et en tout cas ne vaut jamais une cure d'eau bien complète, d'autant qu'alors la gourmandise a beau jeu dans un corps non encore purifié et qui par suite ignore ses réels besoins.

Un seul bon repas par jour, voilà ce qu'il faudrait. Par exemple, on fera ses recommandations d'avance pour le menu de celui-ci, — comme plats farineux et pommes de terre notamment ; et c'est le cas d'emporter un « pain complet » si l'on mange à l'auberge; on exigera en outre du lait et du bon beurre ; à l'auberge enfin, à cause du danger des épices on se bornera à des plats simples, œufs à la coque, viande rôtie, fruits, pommes de terre nature, asperges, salades (que l'on assaisonnera soi-même), noix, etc. —

Nécessité absolue de mâcher dans la perfection tous les aliments, y compris le lait. Mâcher *sec* et croquer *dur*, le plus possible ; on boit ensuite s'il y a lieu.

Exercice, et divers. — Réveil à 5 ou 6 heures, lever à 7 ou 8 et coucher à 10 ou 11 (si l'on peut) ; au lit, tenir tête et tronc plus élevés que le siège et les jambes ; aérer perpétuellement la chambre à coucher (se couvrir en conséquence).

Vêtements de laine ou de soie, été comme hiver. Pieds secs lorsqu'on reste longtemps immobile.

Faire régulièrement *un peu* d'exercice ; la marche (raisonnable) en terrain vallonné est salutaire, ainsi que le pelletage et le ratissage au jardin, le fendage et même le sciage du bois moyen sur chevalet (avec pauses fréquentes, s'asseoir, boire un coup, griller une cigarette, etc.), etc. ; ne jamais dédaigner non plus les bienfaits du soleil. Pas de travail violent aussitôt après le repas ; par contre, tâcher de s'y livrer au moins durant une 1/2 heure dans la soirée, assez vivement pour s'échauffer et éprouver « soif d'air ».

Eviter le refroidissement prolongé de l'abdomen, des jambes et des pieds, et savoir se reposer (et aussi se chauffer copieusement au besoin) en temps utile, — notamment après les repas et avant et après la selle, — si l'on éprouve un instant de dépression ; avoir du feu après souper (qui se chauffe, dîne), et attendre au moins 1 h. 1/2 à 2 heures avant de se coucher. . . . .

. . . .

Si l'on ne peut pas toujours suivre ponctuellement toutes ces méticuleuses prescriptions, — bien qu'en réalité très simples lorsqu'on en a pris la routine, — on devra néanmoins essayer de s'en rapprocher le plus possible et tendre à les introduire peu à peu dans les pratiques de la vie courante.

Et voilà. — Ainsi (et seulement ainsi croyons-nous), on aura chance de traiter avec quelque succès cette plaie fin-de-siècle qu'est la gastro-entérite chronique ; les hernieux eux-mêmes s'en trouveront fort bien, et les innombrables névrosés de l'humanité également.

E. DETOIS.

N. B. — Dans les complications graves d'entérite, quelques grands bains chauds quotidiens (dans une vaste baignoire) sont *excellents*, — à jeûn de préférence et alors pendant au moins 1 h. 1/2 à 2 h. 1/2 ; température de 32° à 37-38° ; réaction froide totale ensuite (à 14°), pendant 1/4 à 1/2 minute environ. Boire avant, pendant, après. Une compresse dorsale (ou un demi-maillot) préalable pendant 1 h. 1/2 à 2 heures au lit, ne pourra que rendre le bain plus profitable encore. (Voir *Pour rester Jeune* 2e partie.)

Roux, éditeur, à Aurillac (0 fr. 65).

TABLE DES MATIÈRES

CONSTIPATION

Aurillac. — Imp. Gentet et Fils, 6 rue Marchande.

OUVRAGES DU MÊME AUTEUR

	Fr.
POUR RESTER JEUNE. 1re partie (Cure d'eau interne)....	0 75
— 2e partie (Hydrothérapie domestique)	0 90
— 3e partie (Alimentation et divers)...	0 95
ROLE DU LAIT SUR LA SANTÉ (Lactomanie, ses dangers).	0 45
CONSTIPATION ou gastro-entérite chronique (Cure simple et radicale)................................	0 65
POUR BIEN DORMIR................................	0 65
RATIONS ALIMENTAIRES MINIMA..........................	0 40
SANTÉ VIRILE, *par l'hygiène* (1901) (1) franco........	3 50
PRATIQUE DES GRANDS MAILLOTS (Manteau espagnol, etc.); et cas généraux d'application (fièvres, tares, etc.).......	0 80
LE SURMENAGE; causes, effets, traitement. — Neurasthénie................................	0 60
TRAITEMENT COMPLET DES FIÈVRES et de l'état fébrile. — Influenza, etc............................	0 60

Pour recevoir franco, ajouter en sus des prix marqués les frais de poste (0 fr. 10 au minimum), — sauf pour la *Santé Virile*.

(1) Bientôt épuisé.

www.ingramcontent.com/pod-product-compliance
Ingram Content Group UK Ltd.
Pitfield, Milton Keynes, MK11 3LW, UK
UKHW012122240726
13965UKWH00005B/1918